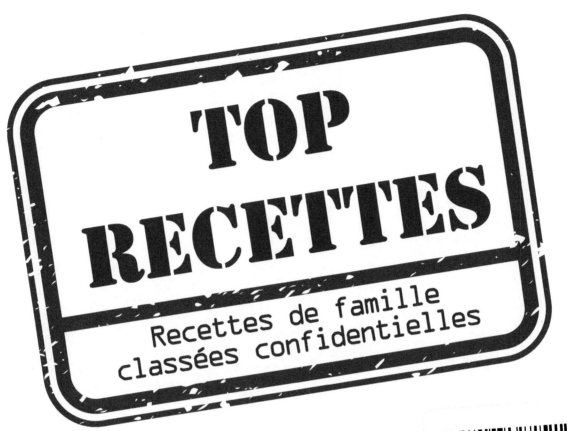

TOP RECETTES

Recettes de famille classées confidentielles

Ce carnet appartient à

- 👤 _____
- 📞 _____
- ✉️ _____
- 📍 _____
- ✏️ _____

Nom de la Recette

Nom de la
Recette

Page		⭐	Entrée	Viande	Poisson	Accompagnement	Dessert		
46			☐	☐	☐	☐	☐	☐	☐
48			☐	☐	☐	☐	☐	☐	☐
50			☐	☐	☐	☐	☐	☐	☐
52			☐	☐	☐	☐	☐	☐	☐
54			☐	☐	☐	☐	☐	☐	☐
56			☐	☐	☐	☐	☐	☐	☐
58			☐	☐	☐	☐	☐	☐	☐
60			☐	☐	☐	☐	☐	☐	☐
62			☐	☐	☐	☐	☐	☐	☐
64			☐	☐	☐	☐	☐	☐	☐
66			☐	☐	☐	☐	☐	☐	☐
68			☐	☐	☐	☐	☐	☐	☐
70			☐	☐	☐	☐	☐	☐	☐
72			☐	☐	☐	☐	☐	☐	☐
74			☐	☐	☐	☐	☐	☐	☐
76			☐	☐	☐	☐	☐	☐	☐
78			☐	☐	☐	☐	☐	☐	☐
80			☐	☐	☐	☐	☐	☐	☐
82			☐	☐	☐	☐	☐	☐	☐
84			☐	☐	☐	☐	☐	☐	☐

Nom de la Recette

Page		Entrée	Viande	Poisson	Accompagnement	Dessert		
86		☐	☐	☐	☐	☐	☐	☐
88		☐	☐	☐	☐	☐	☐	☐
90		☐	☐	☐	☐	☐	☐	☐
92		☐	☐	☐	☐	☐	☐	☐
94		☐	☐	☐	☐	☐	☐	☐
96		☐	☐	☐	☐	☐	☐	☐
98		☐	☐	☐	☐	☐	☐	☐
100		☐	☐	☐	☐	☐	☐	☐
102		☐	☐	☐	☐	☐	☐	☐
104		☐	☐	☐	☐	☐	☐	☐
106		☐	☐	☐	☐	☐	☐	☐
108		☐	☐	☐	☐	☐	☐	☐
110		☐	☐	☐	☐	☐	☐	☐
112		☐	☐	☐	☐	☐	☐	☐
114		☐	☐	☐	☐	☐	☐	☐
116		☐	☐	☐	☐	☐	☐	☐
118		☐	☐	☐	☐	☐	☐	☐
120		☐	☐	☐	☐	☐	☐	☐
122		☐	☐	☐	☐	☐	☐	☐
124		☐	☐	☐	☐	☐	☐	☐

Nom de la Recette

☆ ☆ ☆ ☆ ☆

Difficulté

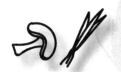 **Ingrédients**

◯ -   ◯ -

◯ -   ◯ -

◯ -   ◯ -

◯ -   ◯ -

◯ -   ◯ -

◯ -   ◯ -

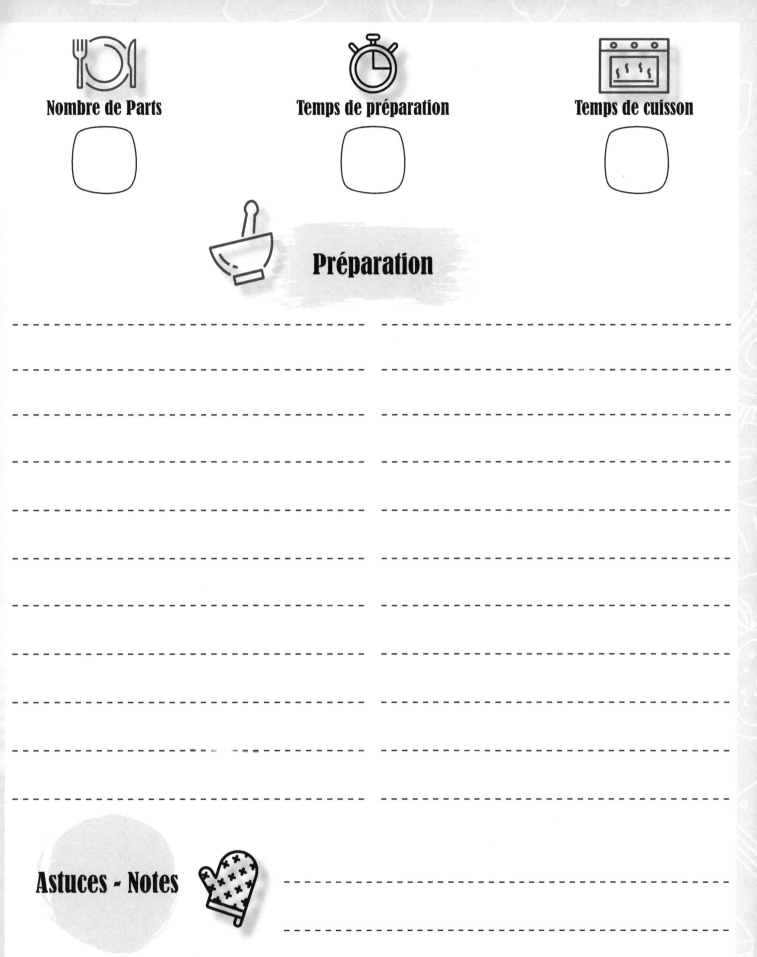

Nombre de Parts

Temps de préparation

Temps de cuisson

Préparation

Astuces - Notes

Nom de la Recette

☆ ☆ ☆ ☆ ☆

Difficulté

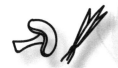 **Ingrédients**

○ --
○ --
○ --
○ --
○ --
○ --

○ --
○ --
○ --
○ --
○ --
○ --

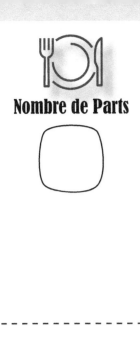

Nombre de Parts

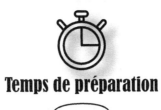

Temps de préparation

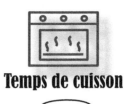

Temps de cuisson

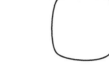

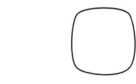

Préparation

Astuces ~ Notes

Nom de la Recette

☆ ☆ ☆ ☆ ☆

Difficulté

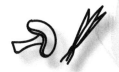 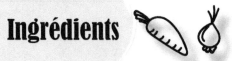

Ingrédients

○ --   ○ --

○ --   ○ --

○ --   ○ --

○ --   ○ --

○ --   ○ --

○ --   ○ --

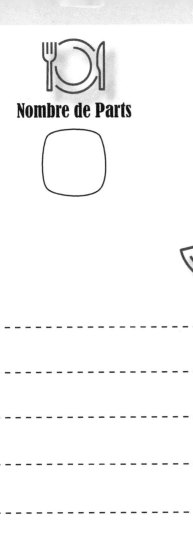

Nombre de Parts

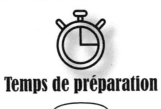

Temps de préparation

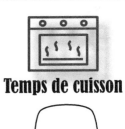

Temps de cuisson

 Préparation

Astuces - Notes

Nom de la Recette

☆ ☆ ☆ ☆ ☆

Difficulté

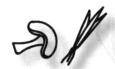 **Ingrédients**

○ ------------------------------   ○ ------------------------------

○ ------------------------------   ○ ------------------------------

○ ------------------------------   ○ ------------------------------

○ ------------------------------   ○ ------------------------------

○ ------------------------------   ○ ------------------------------

○ ------------------------------   ○ ------------------------------

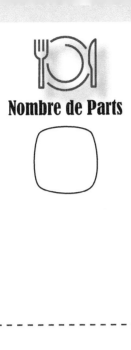

Nombre de Parts

Temps de préparation

Temps de cuisson

Préparation

Astuces - Notes

Nom de la Recette

☆ ☆ ☆ ☆ ☆

Difficulté

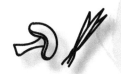 **Ingrédients**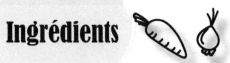

○ --------------------------------   ○ --------------------------------

○ --------------------------------   ○ --------------------------------

○ --------------------------------   ○ --------------------------------

○ --------------------------------   ○ --------------------------------

○ --------------------------------   ○ --------------------------------

○ --------------------------------   ○ --------------------------------

Nombre de Parts

Temps de préparation

Temps de cuisson

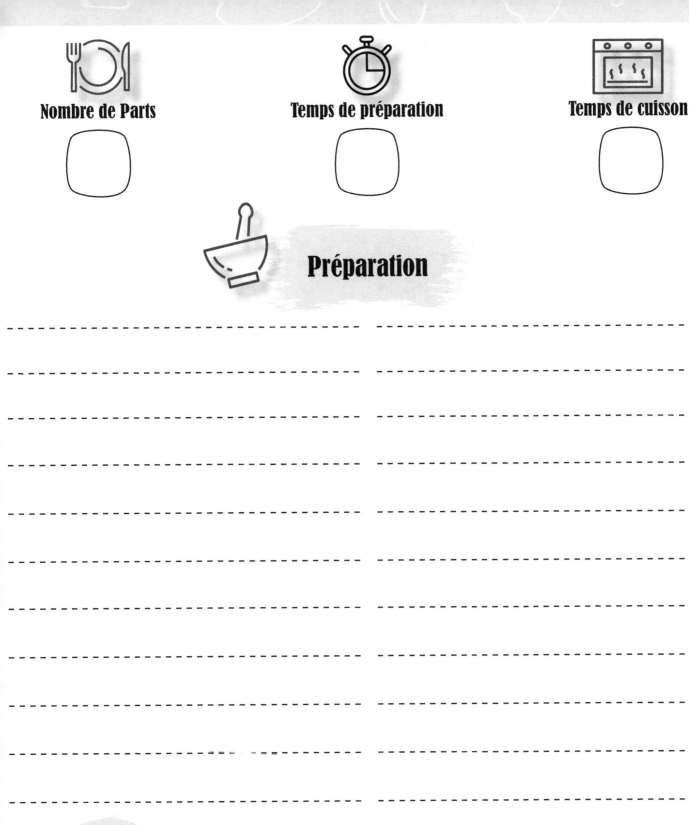

Préparation

Astuces - Notes

Nom de la Recette

☆ ☆ ☆ ☆ ☆

Difficulté

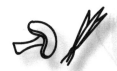 **Ingrédients**

○ ------------------------------------   ○ ------------------------------------

○ ------------------------------------   ○ ------------------------------------

○ ------------------------------------   ○ ------------------------------------

○ ------------------------------------   ○ ------------------------------------

○ ------------------------------------   ○ ------------------------------------

○ ------------------------------------   ○ ------------------------------------

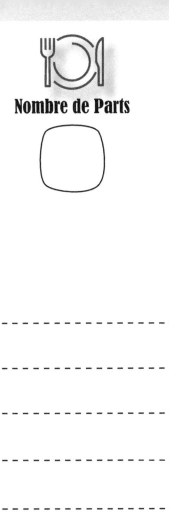 **Nombre de Parts**

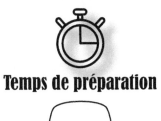 **Temps de préparation**

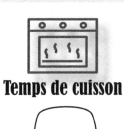 **Temps de cuisson**

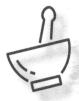 ## Préparation

----

Astuces ~ Notes

Nom de la Recette

☆ ☆ ☆ ☆ ☆

Difficulté

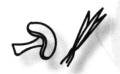 **Ingrédients**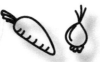

○ ------------------------------------   ○ ------------------------------------

○ ------------------------------------   ○ ------------------------------------

○ ------------------------------------   ○ ------------------------------------

○ ------------------------------------   ○ ------------------------------------

○ ------------------------------------   ○ ------------------------------------

○ ------------------------------------   ○ ------------------------------------

Nombre de Parts

Temps de préparation

Temps de cuisson

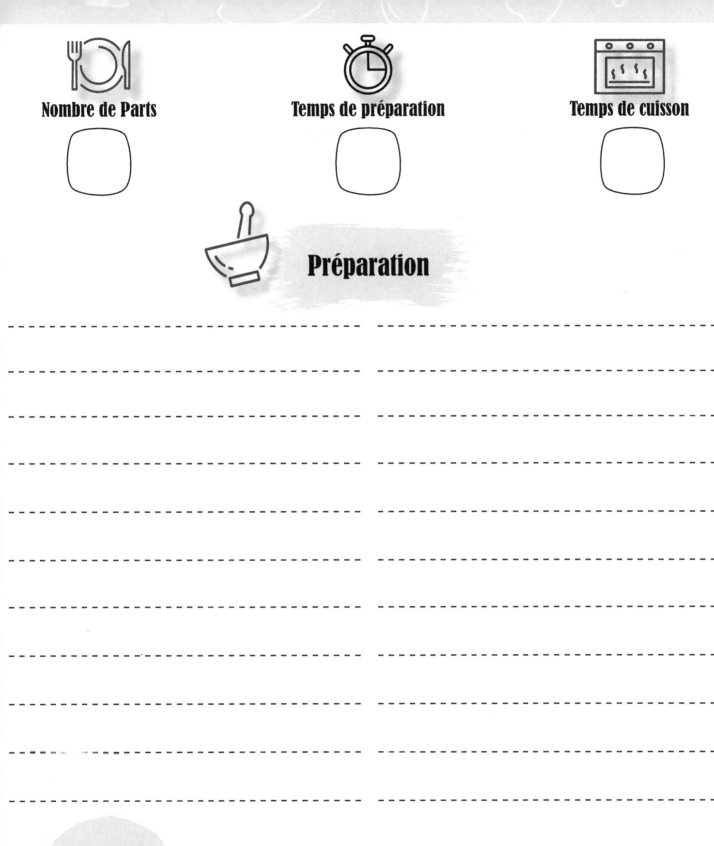

Préparation

Astuces - Notes

Nom de la Recette

☆ ☆ ☆ ☆ ☆

Difficulté

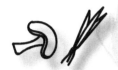 **Ingrédients**

○ --　　○ --

○ --　　○ --

○ --　　○ --

○ --　　○ --

○ --　　○ --

○ --　　○ --

Nombre de Parts

Temps de préparation

Temps de cuisson

Préparation

Astuces - Notes

Nom de la Recette

☆ ☆ ☆ ☆ ☆

Difficulté

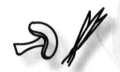 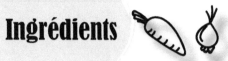

○ ------------------------------- ○ -------------------------------

○ ------------------------------- ○ -------------------------------

○ ------------------------------- ○ -------------------------------

○ ------------------------------- ○ -------------------------------

○ ------------------------------- ○ -------------------------------

○ ------------------------------- ○ -------------------------------

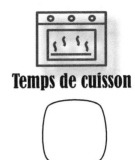

Nombre de Parts

Temps de préparation

Temps de cuisson

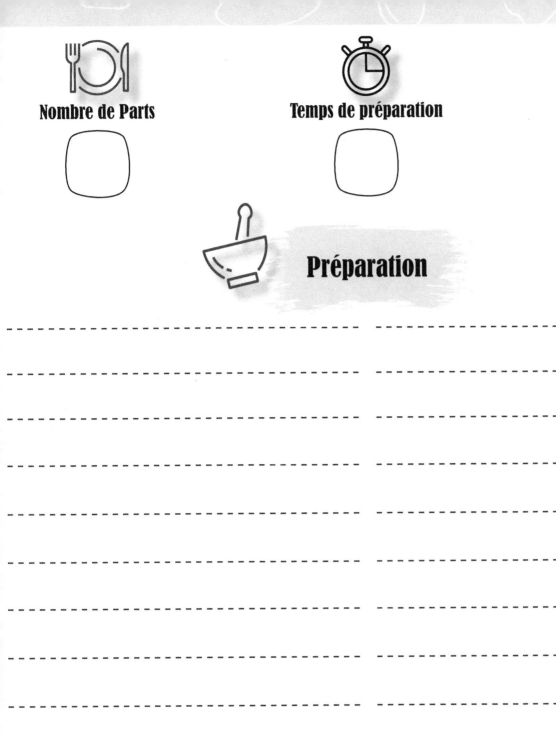

Préparation

Astuces - Notes

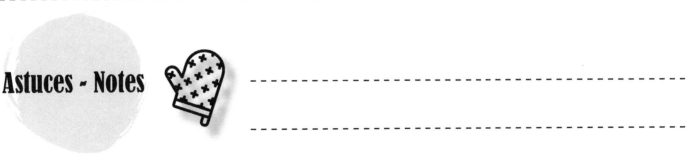

Nom de la Recette

☆ ☆ ☆ ☆ ☆

Difficulté

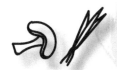 **Ingrédients**

◯ ------------------------------------ ◯ ------------------------------------

◯ ------------------------------------ ◯ ------------------------------------

◯ ------------------------------------ ◯ ------------------------------------

◯ ------------------------------------ ◯ ------------------------------------

◯ ------------------------------------ ◯ ------------------------------------

◯ ------------------------------------ ◯ ------------------------------------

Nombre de Parts

Temps de préparation

Temps de cuisson

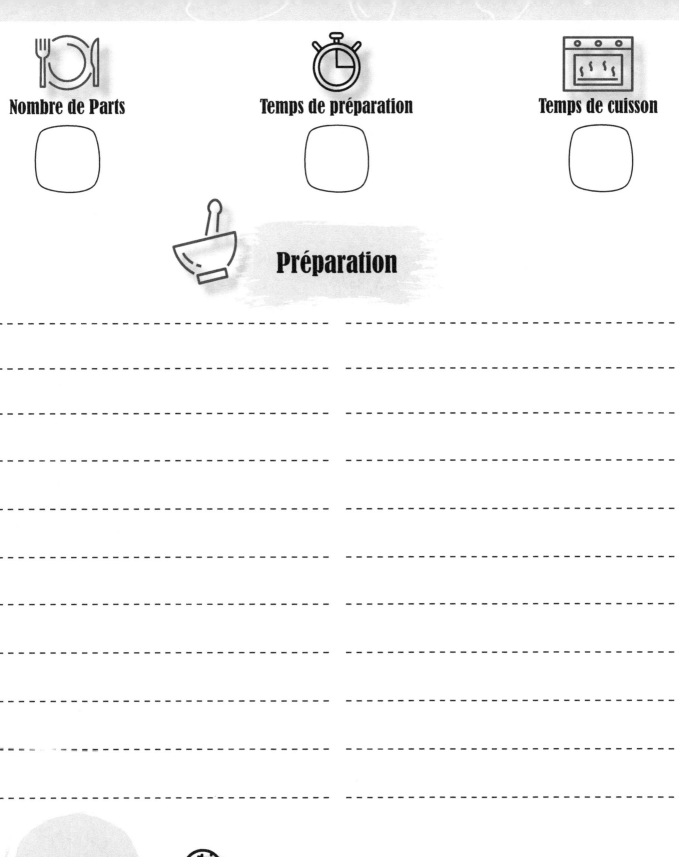

Préparation

Astuces - Notes

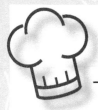

Nom de la Recette

☆ ☆ ☆ ☆ ☆
Difficulté

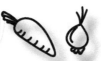 **Ingrédients**

○ ------------------------------------   ○ ------------------------------------

○ ------------------------------------   ○ ------------------------------------

○ ------------------------------------   ○ ------------------------------------

○ ------------------------------------   ○ ------------------------------------

○ ------------------------------------   ○ ------------------------------------

○ ------------------------------------   ○ ------------------------------------

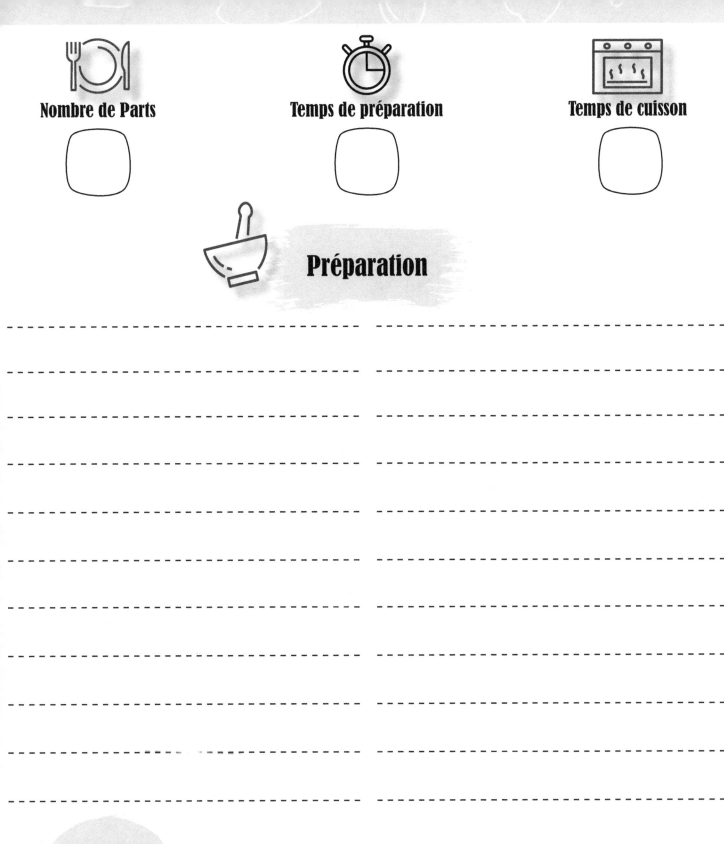

Nombre de Parts

Temps de préparation

Temps de cuisson

Préparation

Astuces - Notes

Nom de la Recette

☆ ☆ ☆ ☆ ☆

Difficulté

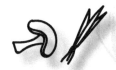 **Ingrédients**

○ ---------------------------------   ○ ---------------------------------

○ ---------------------------------   ○ ---------------------------------

○ ---------------------------------   ○ ---------------------------------

○ ---------------------------------   ○ ---------------------------------

○ ---------------------------------   ○ ---------------------------------

○ ---------------------------------   ○ ---------------------------------

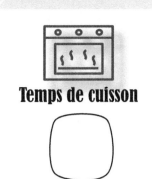

Nombre de Parts

Temps de préparation

Temps de cuisson

Préparation

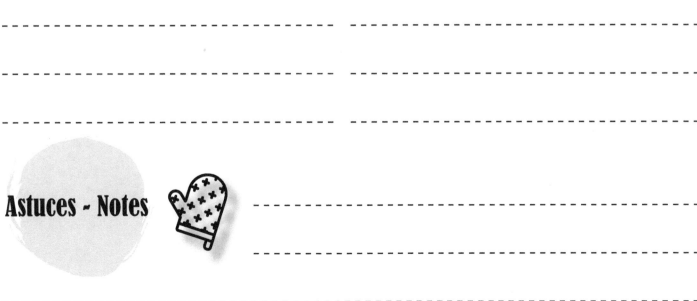

Astuces - Notes

Nom de la Recette

☆ ☆ ☆ ☆ ☆

Difficulté

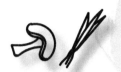 **Ingrédients**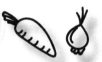

○ --   ○ --

○ --   ○ --

○ --   ○ --

○ --   ○ --

○ --   ○ --

○ --   ○ --

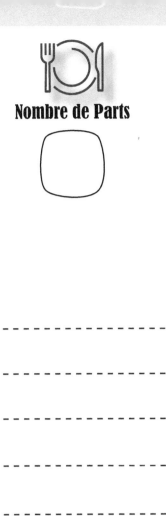

Nombre de Parts

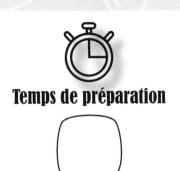

Temps de préparation

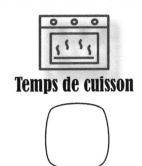

Temps de cuisson

Préparation

Astuces - Notes

Nom de la Recette

☆ ☆ ☆ ☆ ☆

Difficulté

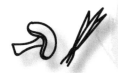 **Ingrédients**

○ -------------------------------------   ○ -------------------------------------

○ -------------------------------------   ○ -------------------------------------

○ -------------------------------------   ○ -------------------------------------

○ -------------------------------------   ○ -------------------------------------

○ -------------------------------------   ○ -------------------------------------

○ -------------------------------------   ○ -------------------------------------

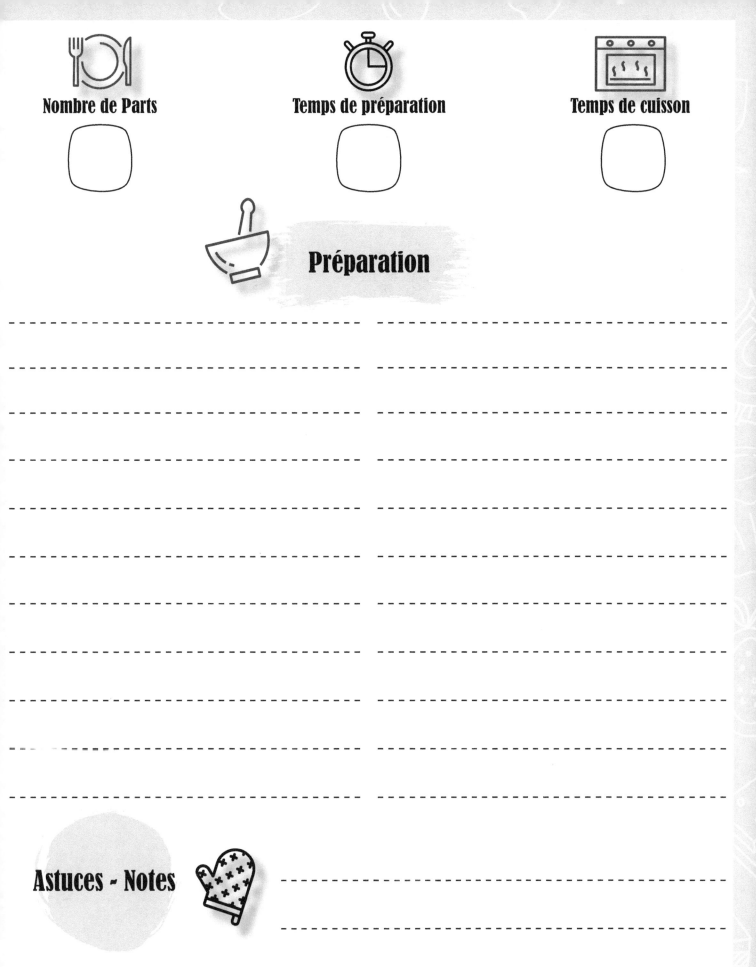

Nombre de Parts

Temps de préparation

Temps de cuisson

Préparation

Astuces - Notes

Nom de la Recette

☆ ☆ ☆ ☆ ☆
Difficulté

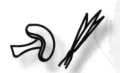 **Ingrédients**

○ ----------------------------------   ○ ----------------------------------

○ ----------------------------------   ○ ----------------------------------

○ ----------------------------------   ○ ----------------------------------

○ ----------------------------------   ○ ----------------------------------

○ ----------------------------------   ○ ----------------------------------

○ ----------------------------------   ○ ----------------------------------

Nombre de Parts

Temps de préparation

Temps de cuisson

Préparation

Astuces - Notes

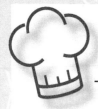

Nom de la Recette

☆ ☆ ☆ ☆ ☆

Difficulté

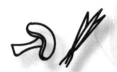 **Ingrédients**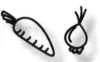

○ --   ○ --

○ --   ○ --

○ --   ○ --

○ --   ○ --

○ --   ○ --

○ --   ○ --

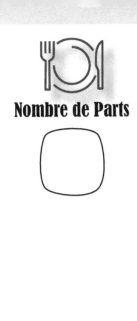

Nombre de Parts

Temps de préparation

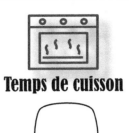

Temps de cuisson

Préparation

-- --

-- --

-- --

-- --

-- --

-- --

-- --

-- --

-- --

Astuces - Notes

Nom de la Recette

☆ ☆ ☆ ☆ ☆

Difficulté

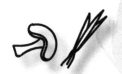 **Ingrédients**

○ --------------------------------- ○ ---------------------------------

○ --------------------------------- ○ ---------------------------------

○ --------------------------------- ○ ---------------------------------

○ --------------------------------- ○ ---------------------------------

○ --------------------------------- ○ ---------------------------------

○ --------------------------------- ○ ---------------------------------

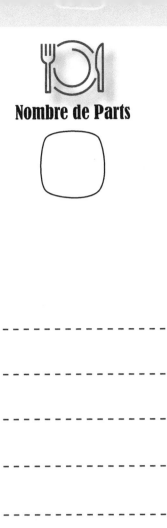

Nombre de Parts

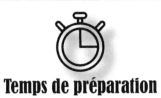

Temps de préparation

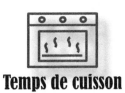

Temps de cuisson

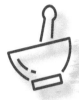

Préparation

Astuces - Notes

Nom de la Recette

☆ ☆ ☆ ☆ ☆
Difficulté

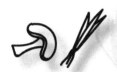 **Ingrédients**

○ ------------------------------
○ ------------------------------
○ ------------------------------
○ ------------------------------
○ ------------------------------
○ ------------------------------

○ ------------------------------
○ ------------------------------
○ ------------------------------
○ ------------------------------
○ ------------------------------
○ ------------------------------

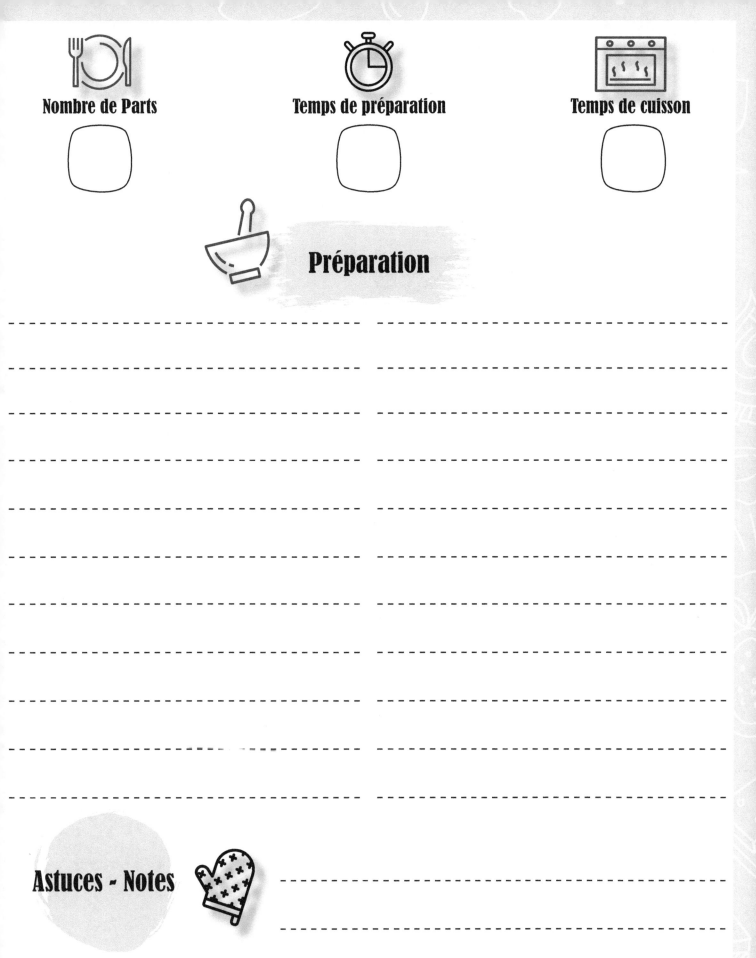

Nombre de Parts

Temps de préparation

Temps de cuisson

Préparation

Astuces - Notes

Nom de la Recette

☆ ☆ ☆ ☆ ☆

Difficulté

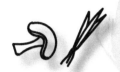 **Ingrédients**

○ --------------------------------------   ○ --------------------------------------

○ --------------------------------------   ○ --------------------------------------

○ --------------------------------------   ○ --------------------------------------

○ --------------------------------------   ○ --------------------------------------

○ --------------------------------------   ○ --------------------------------------

○ --------------------------------------   ○ --------------------------------------

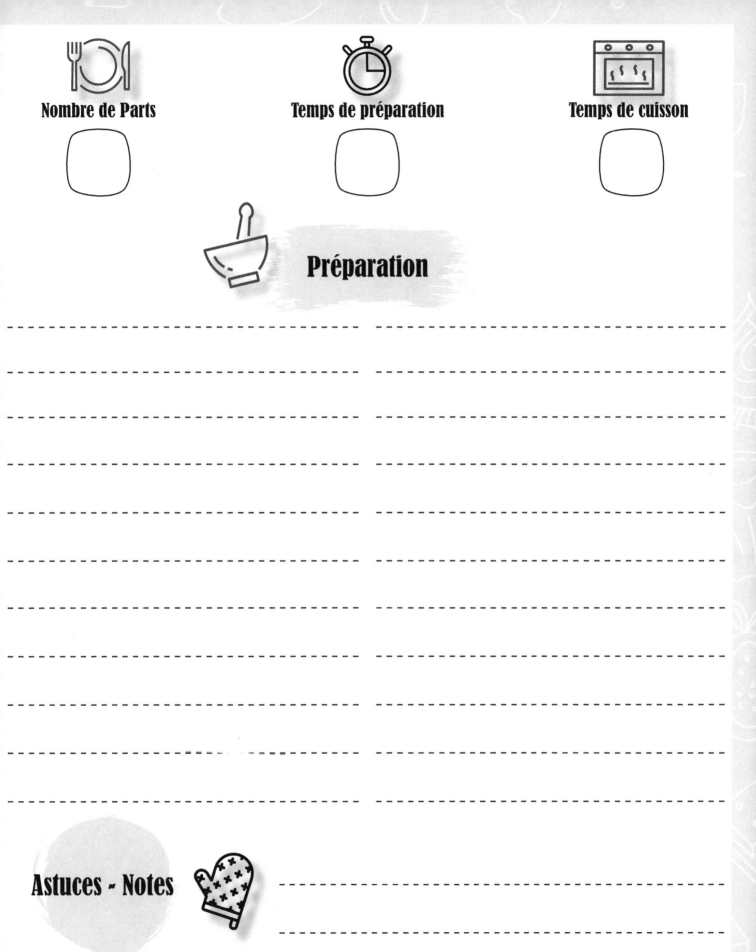

Nombre de Parts

Temps de préparation

Temps de cuisson

Préparation

Astuces - Notes

Nom de la Recette

☆ ☆ ☆ ☆ ☆

Difficulté

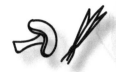 **Ingrédients**

◯ -- ◯ --

◯ -- ◯ --

◯ -- ◯ --

◯ -- ◯ --

◯ -- ◯ --

◯ -- ◯ --

Nombre de Parts

Temps de préparation

Temps de cuisson

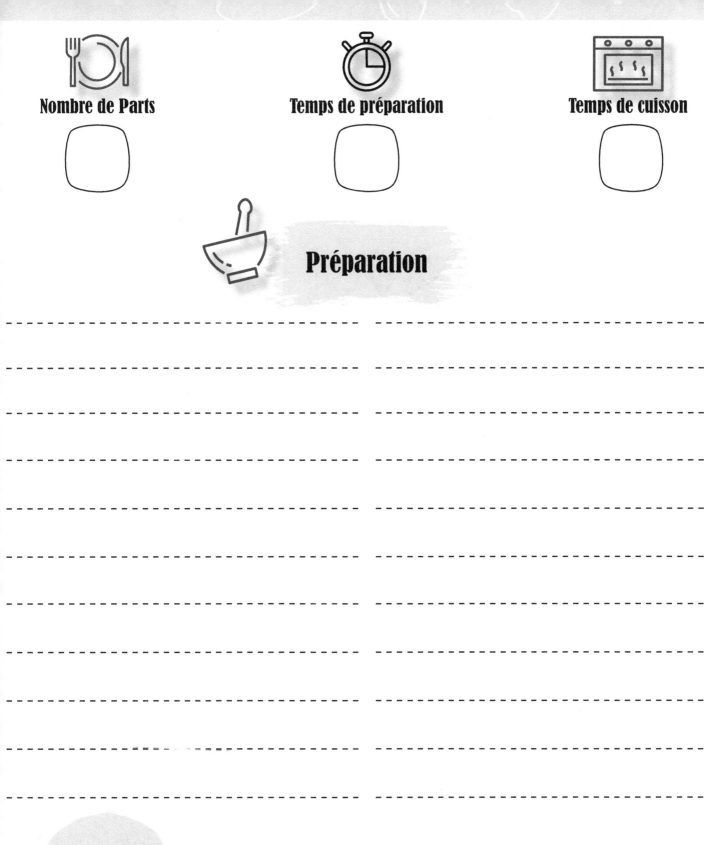

Préparation

-- --

-- --

-- --

-- --

-- --

-- --

-- --

-- --

-- --

-- --

Astuces - Notes

Nom de la Recette

☆ ☆ ☆ ☆ ☆

Difficulté

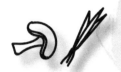 **Ingrédients**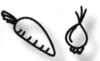

○ --------------------------------   ○ --------------------------------

○ --------------------------------   ○ --------------------------------

○ --------------------------------   ○ --------------------------------

○ --------------------------------   ○ --------------------------------

○ --------------------------------   ○ --------------------------------

○ --------------------------------   ○ --------------------------------

Nombre de Parts

Temps de préparation

Temps de cuisson

Préparation

Astuces - Notes

Nom de la Recette

☆ ☆ ☆ ☆ ☆
Difficulté

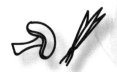 **Ingrédients**

○ -------------------------------- ○ --------------------------------

○ -------------------------------- ○ --------------------------------

○ -------------------------------- ○ --------------------------------

○ -------------------------------- ○ --------------------------------

○ -------------------------------- ○ --------------------------------

○ -------------------------------- ○ --------------------------------

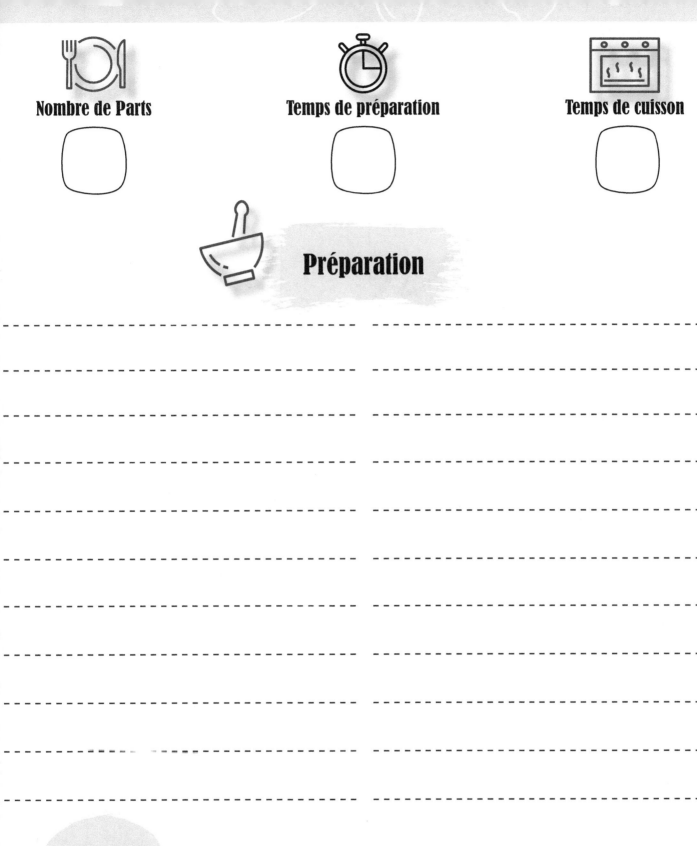

Nombre de Parts

Temps de préparation

Temps de cuisson

Préparation

Astuces - Notes

Nom de la Recette

☆ ☆ ☆ ☆ ☆

Difficulté

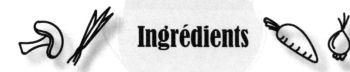 **Ingrédients**

○ -------------------------------------- ○ --------------------------------------

○ -------------------------------------- ○ --------------------------------------

○ -------------------------------------- ○ --------------------------------------

○ -------------------------------------- ○ --------------------------------------

○ -------------------------------------- ○ --------------------------------------

○ -------------------------------------- ○ --------------------------------------

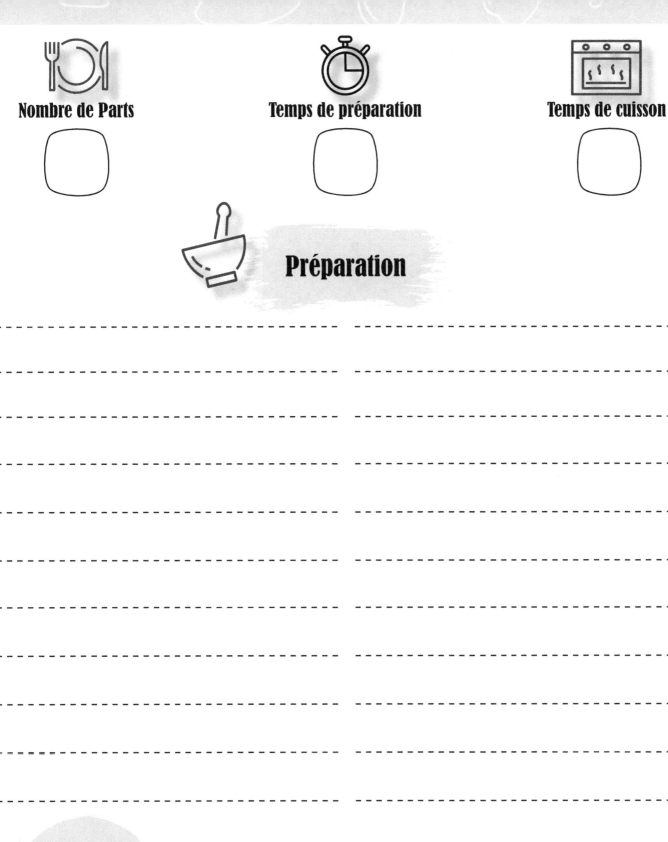

Nombre de Parts

Temps de préparation

Temps de cuisson

Préparation

Astuces - Notes

Nom de la Recette

☆ ☆ ☆ ☆ ☆

Difficulté

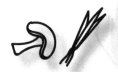 **Ingrédients**

○ ------------------------------------ ○ ------------------------------------

○ ------------------------------------ ○ ------------------------------------

○ ------------------------------------ ○ ------------------------------------

○ ------------------------------------ ○ ------------------------------------

○ ------------------------------------ ○ ------------------------------------

○ ------------------------------------ ○ ------------------------------------

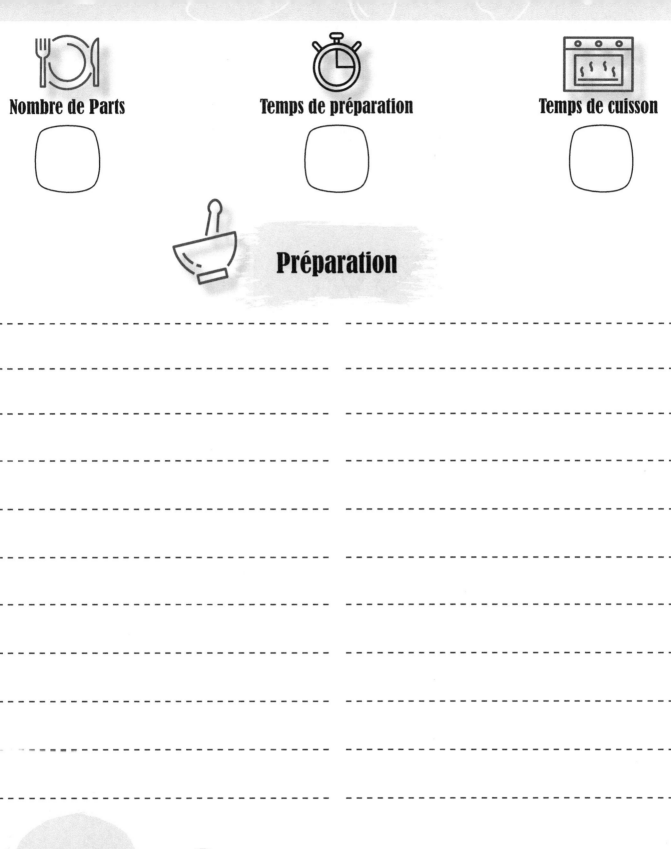

Nombre de Parts

Temps de préparation

Temps de cuisson

Préparation

Astuces - Notes

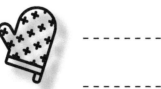

Nom de la Recette

☆ ☆ ☆ ☆ ☆

Difficulté

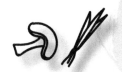 **Ingrédients**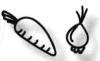

○ --

○ --

○ --

○ --

○ --

○ --

○ --

○ --

○ --

○ --

○ --

○ --

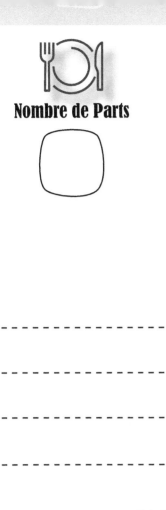

Nombre de Parts

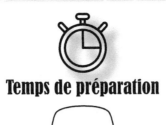

Temps de préparation

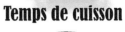

Temps de cuisson

Préparation

---   ---

---   ---

---   ---

---   ---

---   ---

---   ---

---   ---

---   ---

---   ---

Astuces - Notes

Nom de la Recette

☆ ☆ ☆ ☆ ☆
Difficulté

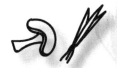 **Ingrédients**

○ ------------------------------------ ○ ------------------------------------

○ ------------------------------------ ○ ------------------------------------

○ ------------------------------------ ○ ------------------------------------

○ ------------------------------------ ○ ------------------------------------

○ ------------------------------------ ○ ------------------------------------

○ ------------------------------------ ○ ------------------------------------

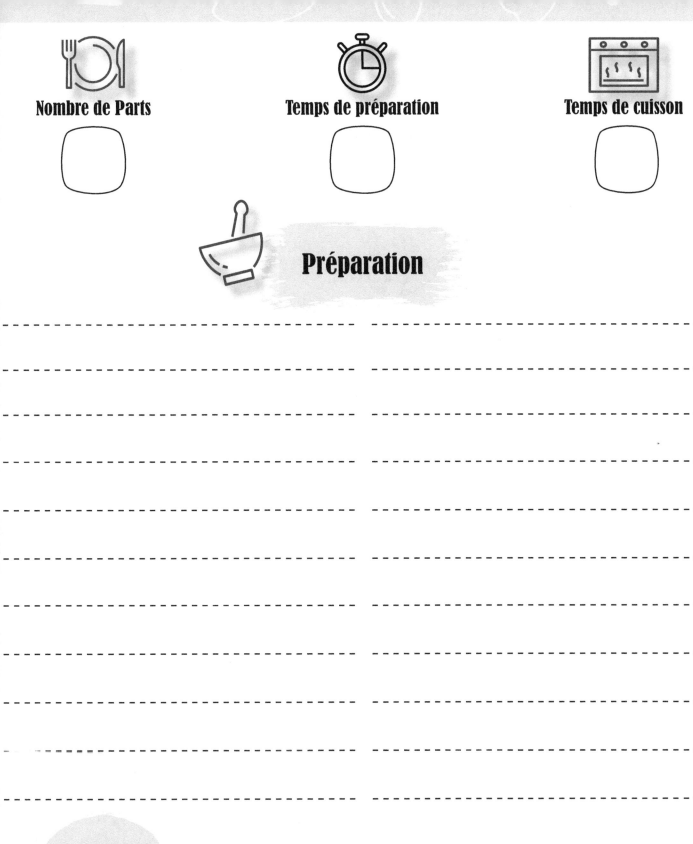

Nombre de Parts

Temps de préparation

Temps de cuisson

Préparation

Astuces - Notes

Nom de la Recette

☆ ☆ ☆ ☆ ☆

Difficulté

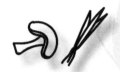 **Ingrédients**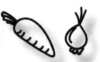

○ -- ○ --

○ -- ○ --

○ -- ○ --

○ -- ○ --

○ -- ○ --

○ -- ○ --

Nombre de Parts

Temps de préparation

Temps de cuisson

Préparation

Astuces - Notes

☆ ☆ ☆ ☆ ☆

Difficulté

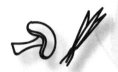 **Ingrédients**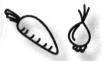

○ --   ○ --

○ --   ○ --

○ --   ○ --

○ --   ○ --

○ --   ○ --

○ --   ○ --

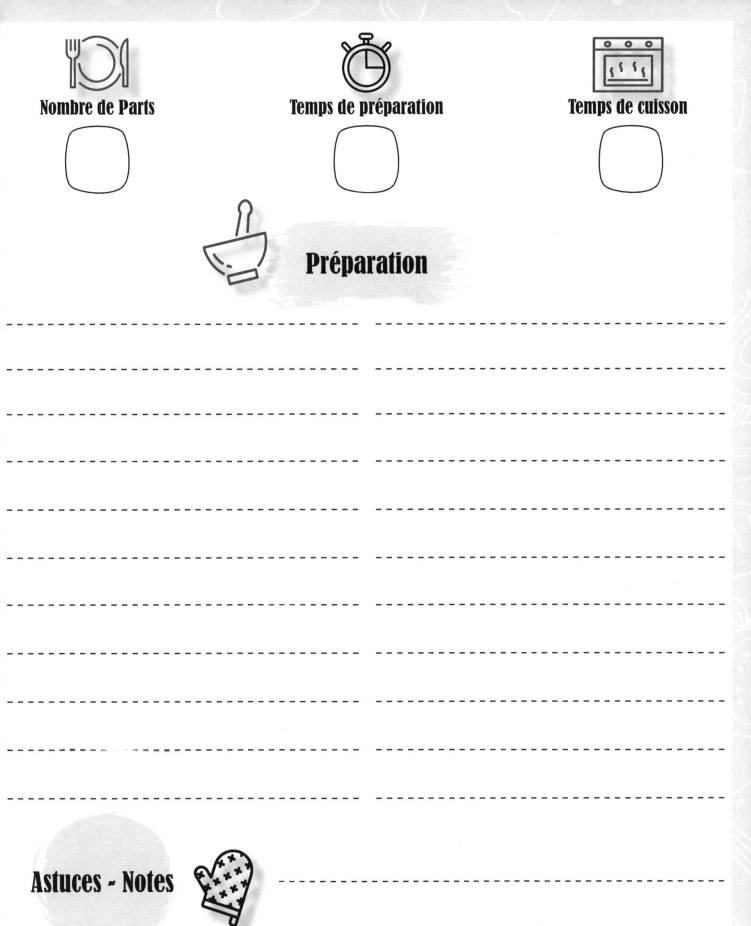

Nombre de Parts

Temps de préparation

Temps de cuisson

Préparation

Astuces - Notes

Nom de la Recette

☆ ☆ ☆ ☆ ☆
Difficulté

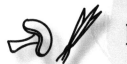 **Ingrédients**

○ ------------------------------------   ○ ------------------------------------

○ ------------------------------------   ○ ------------------------------------

○ ------------------------------------   ○ ------------------------------------

○ ------------------------------------   ○ ------------------------------------

○ ------------------------------------   ○ ------------------------------------

○ ------------------------------------   ○ ------------------------------------

Nombre de Parts

Temps de préparation

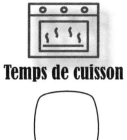

Temps de cuisson

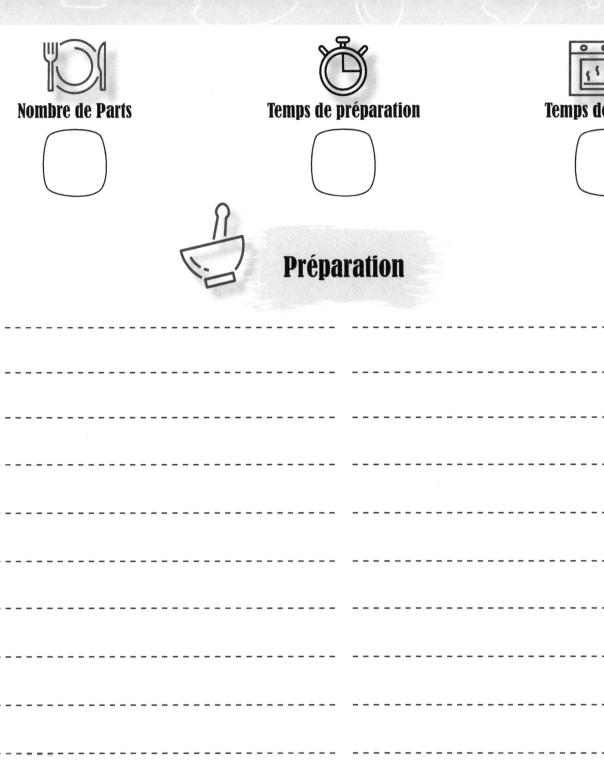

Préparation

Astuces ~ Notes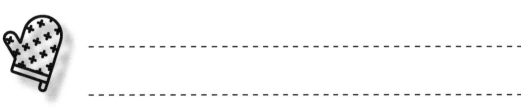

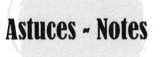

Nom de la Recette

☆ ☆ ☆ ☆ ☆

Difficulté

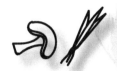 **Ingrédients**

○ --   ○ --

○ --   ○ --

○ --   ○ --

○ --   ○ --

○ --   ○ --

○ --   ○ --

Nombre de Parts

Temps de préparation

Temps de cuisson

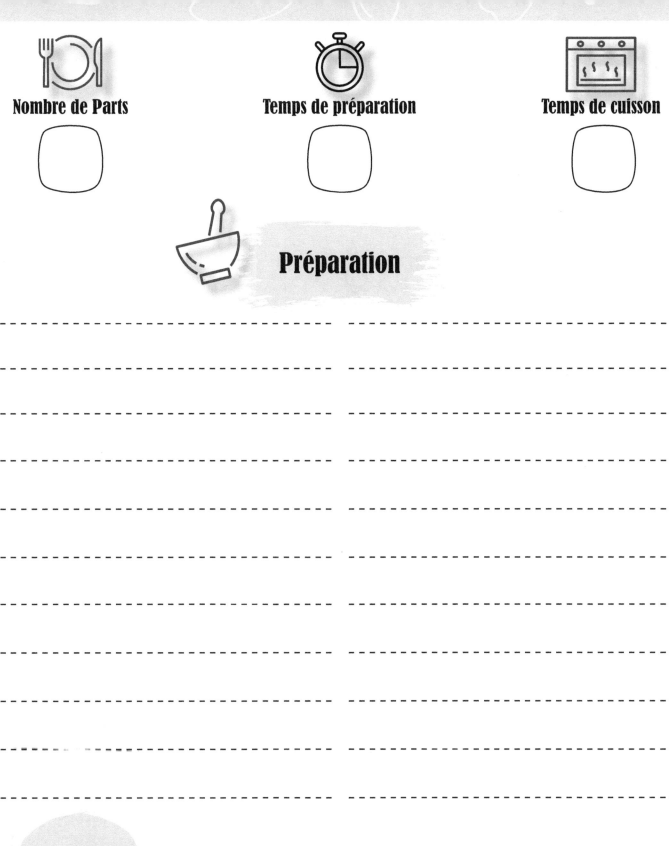

Préparation

Astuces - Notes

Nom de la Recette

☆ ☆ ☆ ☆ ☆
Difficulté

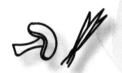 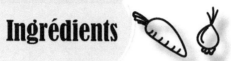

○ --   ○ --

○ --   ○ --

○ --   ○ --

○ --   ○ --

○ --   ○ --

○ --   ○ --

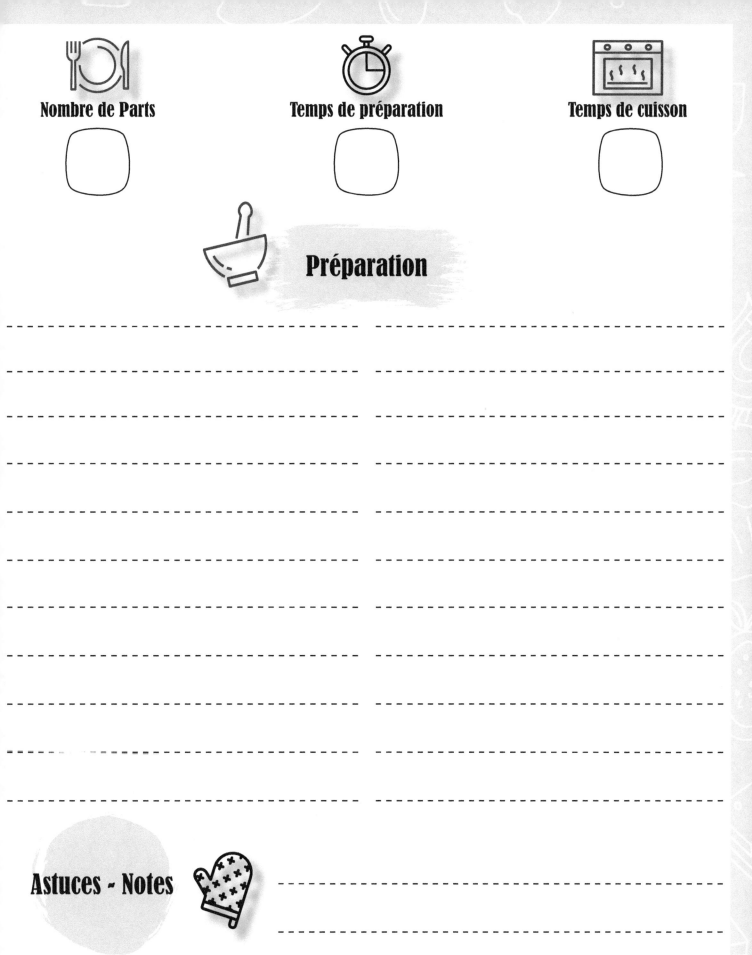

Nombre de Parts

Temps de préparation

Temps de cuisson

Préparation

Astuces - Notes

Nom de la Recette

☆ ☆ ☆ ☆ ☆
Difficulté

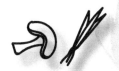 Ingrédients

○ ------------------------------   ○ ------------------------------

○ ------------------------------   ○ ------------------------------

○ ------------------------------   ○ ------------------------------

○ ------------------------------   ○ ------------------------------

○ ------------------------------   ○ ------------------------------

○ ------------------------------   ○ ------------------------------

Nombre de Parts

Temps de préparation

Temps de cuisson

Préparation

Astuces - Notes

Nom de la Recette

☆ ☆ ☆ ☆ ☆

Difficulté

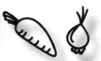 **Ingrédients**

◯ --

◯ --

◯ --

◯ --

◯ --

◯ --

◯ --

◯ --

◯ --

◯ --

◯ --

◯ --

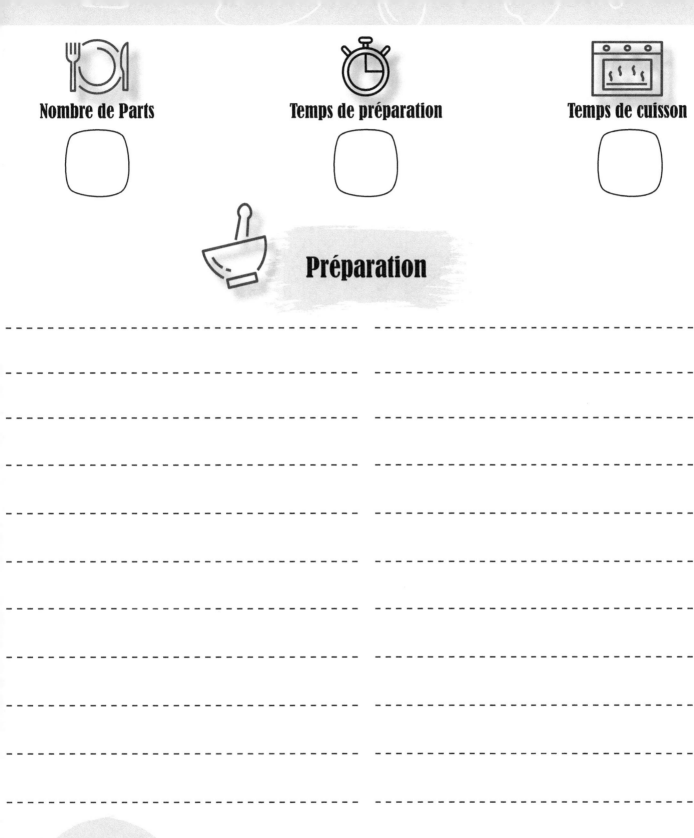

Nombre de Parts

Temps de préparation

Temps de cuisson

Préparation

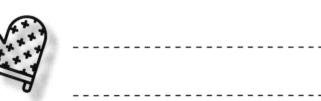

Astuces - Notes

Nom de la Recette

☆ ☆ ☆ ☆ ☆

Difficulté

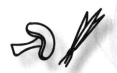 **Ingrédients**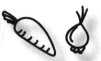

○ --------------------------------- ○ ---------------------------------

○ --------------------------------- ○ ---------------------------------

○ --------------------------------- ○ ---------------------------------

○ --------------------------------- ○ ---------------------------------

○ --------------------------------- ○ ---------------------------------

○ --------------------------------- ○ ---------------------------------

Nombre de Parts

Temps de préparation

Temps de cuisson

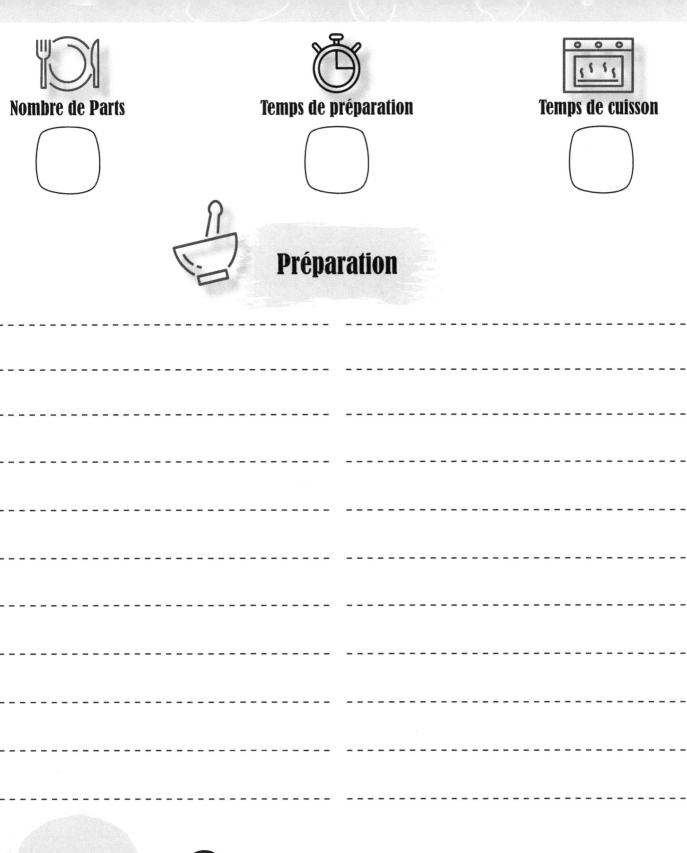

Préparation

Astuces - Notes

Nom de la Recette

☆ ☆ ☆ ☆ ☆
Difficulté

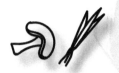 **Ingrédients**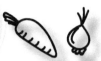

○ -- ○ --

○ -- ○ --

○ -- ○ --

○ -- ○ --

○ -- ○ --

○ -- ○ --

Nombre de Parts

Temps de préparation

Temps de cuisson

Préparation

Astuces ~ Notes

Nom de la Recette

☆ ☆ ☆ ☆ ☆

Difficulté

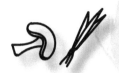 **Ingrédients**

○ ------------------------------------   ○ ------------------------------------

○ ------------------------------------   ○ ------------------------------------

○ ------------------------------------   ○ ------------------------------------

○ ------------------------------------   ○ ------------------------------------

○ ------------------------------------   ○ ------------------------------------

○ ------------------------------------   ○ ------------------------------------

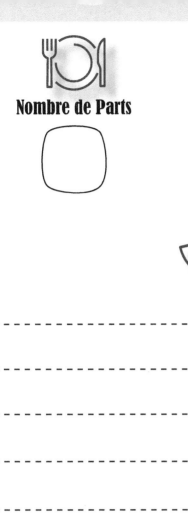

Nombre de Parts

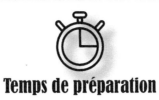

Temps de préparation

Temps de cuisson

 Préparation

Astuces - Notes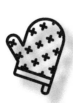

Nom de la Recette

☆ ☆ ☆ ☆ ☆

Difficulté

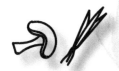 **Ingrédients**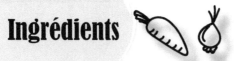

○ -- ○ --

○ -- ○ --

○ -- ○ --

○ -- ○ --

○ -- ○ --

○ -- ○ --

Nombre de Parts

Temps de préparation

Temps de cuisson

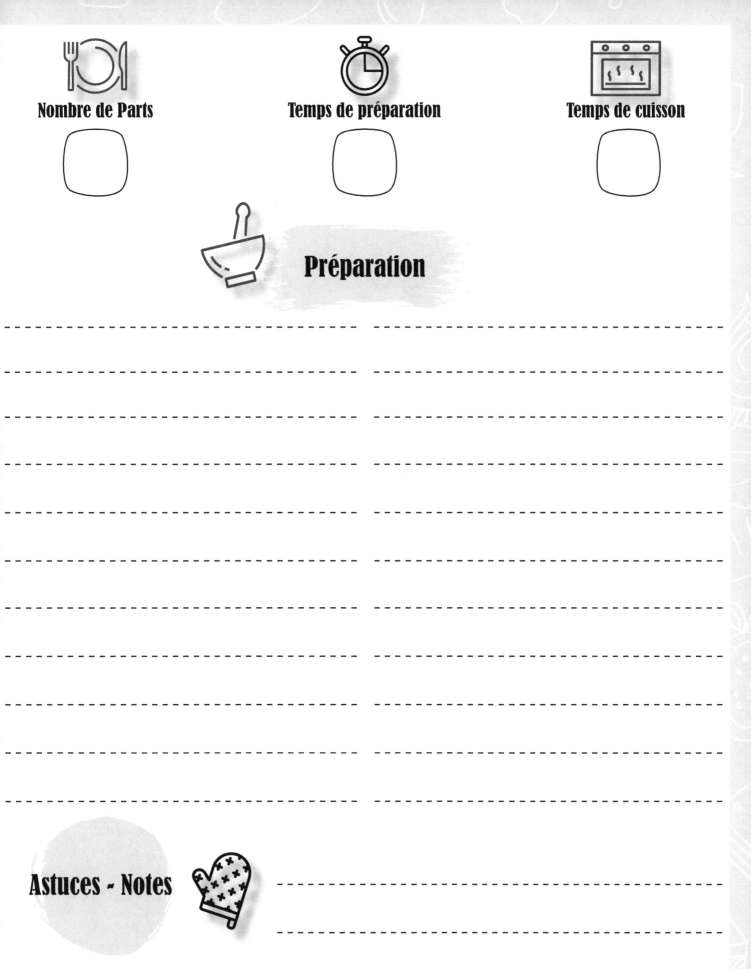

Préparation

Astuces - Notes

Nom de la Recette

☆ ☆ ☆ ☆ ☆
Difficulté

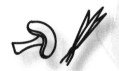 **Ingrédients**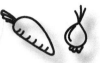

○ -------------------------------- ○ --------------------------------

○ -------------------------------- ○ --------------------------------

○ -------------------------------- ○ --------------------------------

○ -------------------------------- ○ --------------------------------

○ -------------------------------- ○ --------------------------------

○ -------------------------------- ○ --------------------------------

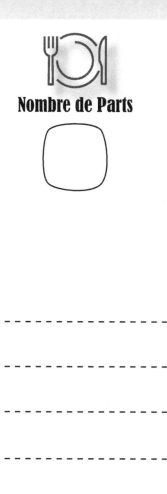

Nombre de Parts

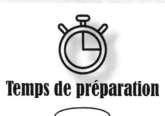

Temps de préparation

Temps de cuisson

Préparation

Astuces - Notes

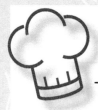

Nom de la Recette

☆ ☆ ☆ ☆ ☆
Difficulté

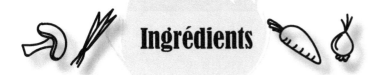

Ingrédients

◯ -------------------------------- ◯ --------------------------------

◯ -------------------------------- ◯ --------------------------------

◯ -------------------------------- ◯ --------------------------------

◯ -------------------------------- ◯ --------------------------------

◯ -------------------------------- ◯ --------------------------------

◯ -------------------------------- ◯ --------------------------------

Nombre de Parts

Temps de préparation

Temps de cuisson

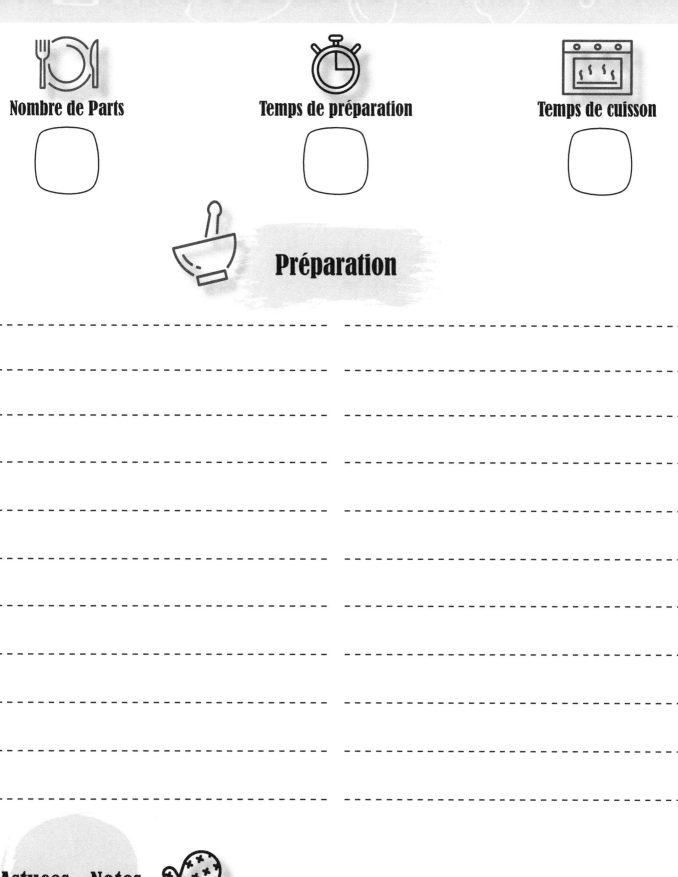

Préparation

Astuces - Notes

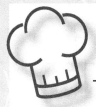

Nom de la Recette

☆ ☆ ☆ ☆ ☆
Difficulté

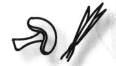 **Ingrédients**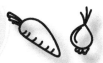

○ _____
○ _____
○ _____
○ _____
○ _____
○ _____

○ _____
○ _____
○ _____
○ _____
○ _____
○ _____

Nombre de Parts

Temps de préparation

Temps de cuisson

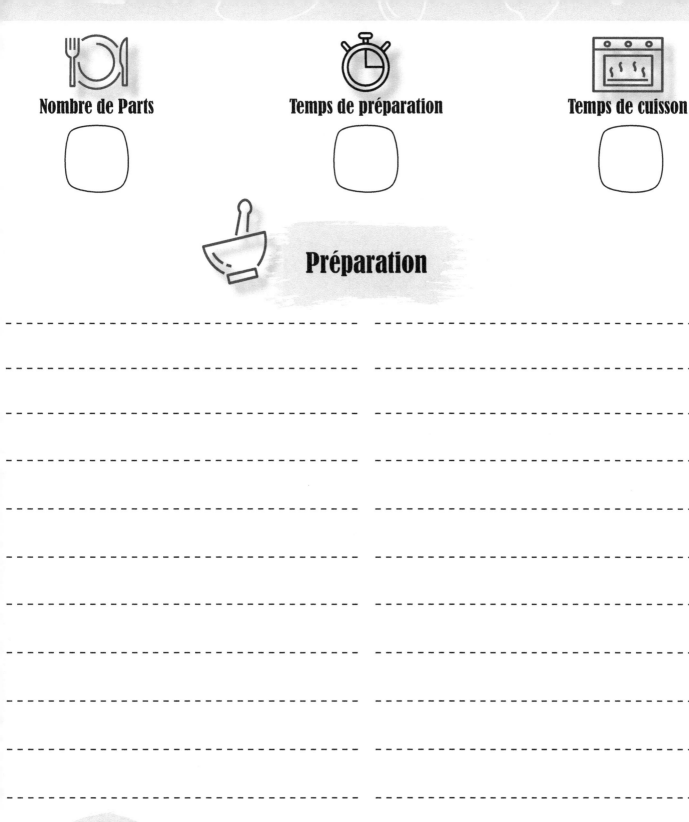

Préparation

Astuces - Notes

Nom de la Recette

☆ ☆ ☆ ☆ ☆

Difficulté

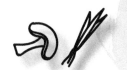 **Ingrédients**

○ ------------------------------------ ○ ------------------------------------

○ ------------------------------------ ○ ------------------------------------

○ ------------------------------------ ○ ------------------------------------

○ ------------------------------------ ○ ------------------------------------

○ ------------------------------------ ○ ------------------------------------

○ ------------------------------------ ○ ------------------------------------

Nombre de Parts

Temps de préparation

Temps de cuisson

Préparation

Astuces - Notes

Nom de la Recette

☆ ☆ ☆ ☆ ☆

Difficulté

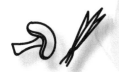 **Ingrédients**

○ ------------------------------------ ○ ------------------------------------

○ ------------------------------------ ○ ------------------------------------

○ ------------------------------------ ○ ------------------------------------

○ ------------------------------------ ○ ------------------------------------

○ ------------------------------------ ○ ------------------------------------

○ ------------------------------------ ○ ------------------------------------

Nombre de Parts

Temps de préparation

Temps de cuisson

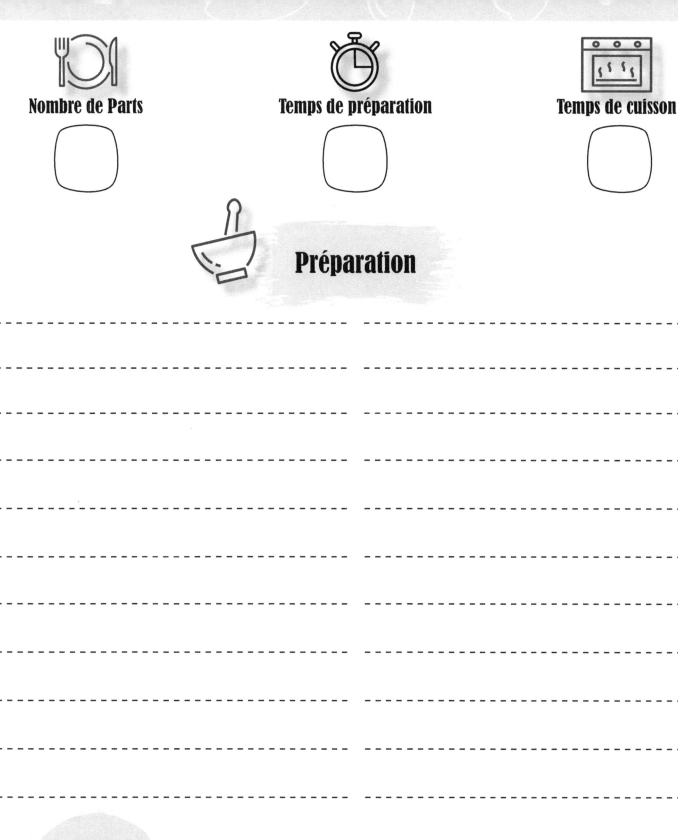

Préparation

Astuces - Notes

Nom de la Recette

☆ ☆ ☆ ☆ ☆

Difficulté

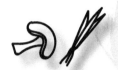 **Ingrédients**

○ -- ○ --

○ -- ○ --

○ -- ○ --

○ -- ○ --

○ -- ○ --

○ -- ○ --

Nombre de Parts

Temps de préparation

Temps de cuisson

Préparation

Astuces - Notes

Nom de la Recette

☆ ☆ ☆ ☆ ☆

Difficulté

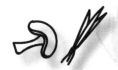 **Ingrédients**

○ ------------------------------------
○ ------------------------------------
○ ------------------------------------
○ ------------------------------------
○ ------------------------------------
○ ------------------------------------

○ ------------------------------------
○ ------------------------------------
○ ------------------------------------
○ ------------------------------------
○ ------------------------------------
○ ------------------------------------

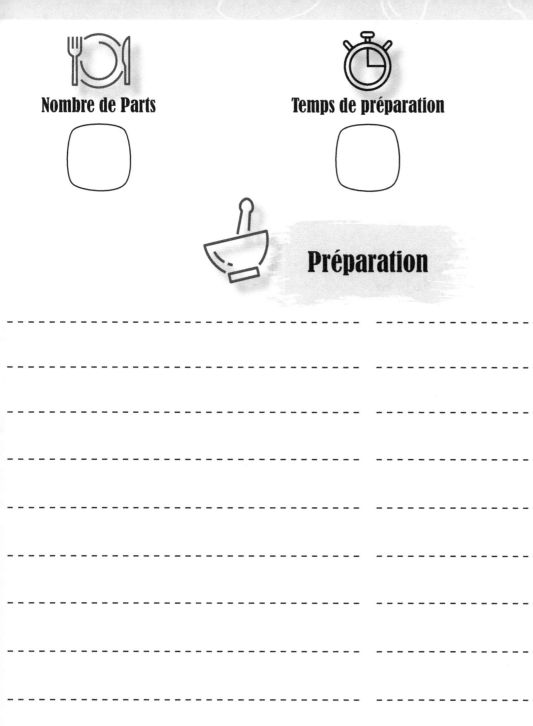

Nombre de Parts

Temps de préparation

Temps de cuisson

Préparation

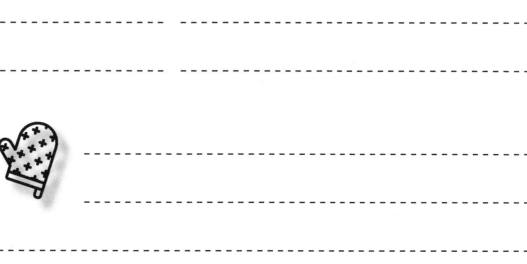

Astuces - Notes

Nom de la Recette

☆ ☆ ☆ ☆ ☆

Difficulté

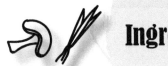 **Ingrédients**

○ --------------------------------------
○ --------------------------------------
○ --------------------------------------
○ --------------------------------------
○ --------------------------------------
○ --------------------------------------

○ --------------------------------------
○ --------------------------------------
○ --------------------------------------
○ --------------------------------------
○ --------------------------------------
○ --------------------------------------

Nombre de Parts

Temps de préparation

Temps de cuisson

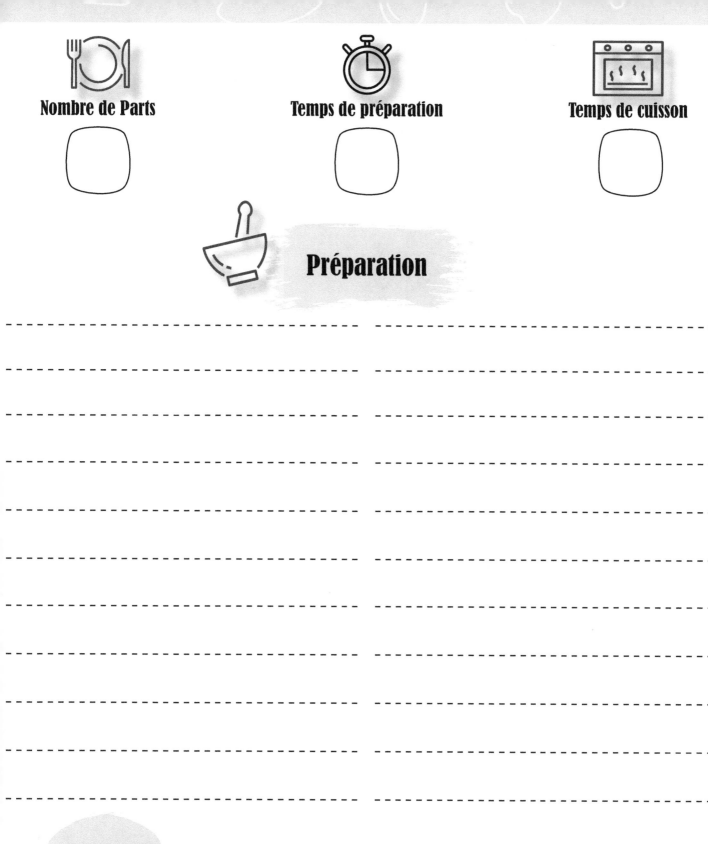

Préparation

Astuces - Notes

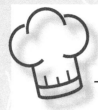

Nom de la Recette

⭐ ⭐ ⭐ ⭐ ⭐

Difficulté

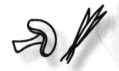 **Ingrédients**

○ --   ○ --

○ --   ○ --

○ --   ○ --

○ --   ○ --

○ --   ○ --

○ --   ○ --

Nombre de Parts

Temps de préparation

Temps de cuisson

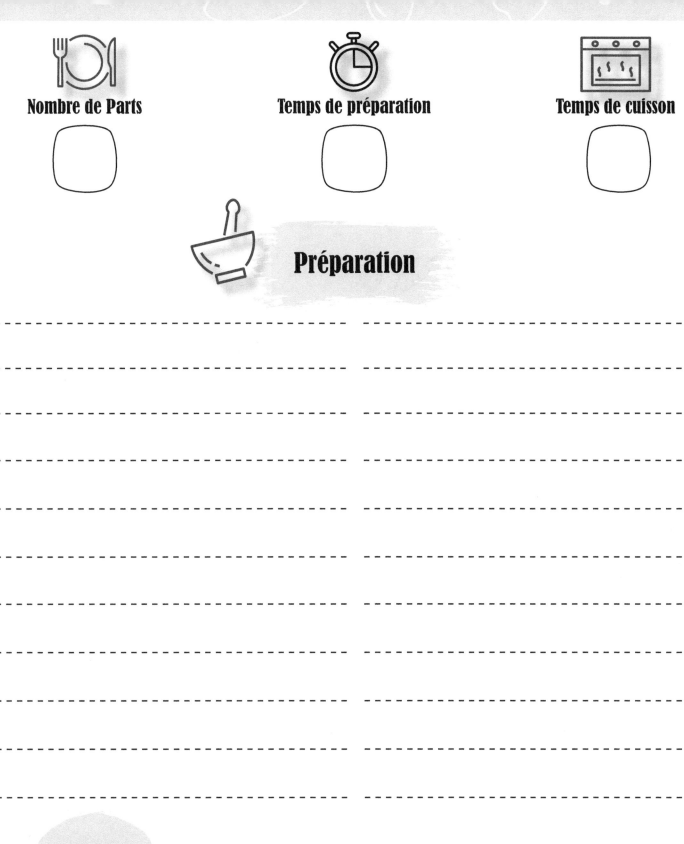

Préparation

Astuces - Notes

Nom de la Recette

☆ ☆ ☆ ☆ ☆
Difficulté

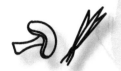 **Ingrédients**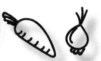

○ ------------------------------   ○ ------------------------------

○ ------------------------------   ○ ------------------------------

○ ------------------------------   ○ ------------------------------

○ ------------------------------   ○ ------------------------------

○ ------------------------------   ○ ------------------------------

○ ------------------------------   ○ ------------------------------

Nombre de Parts

Temps de préparation

Temps de cuisson

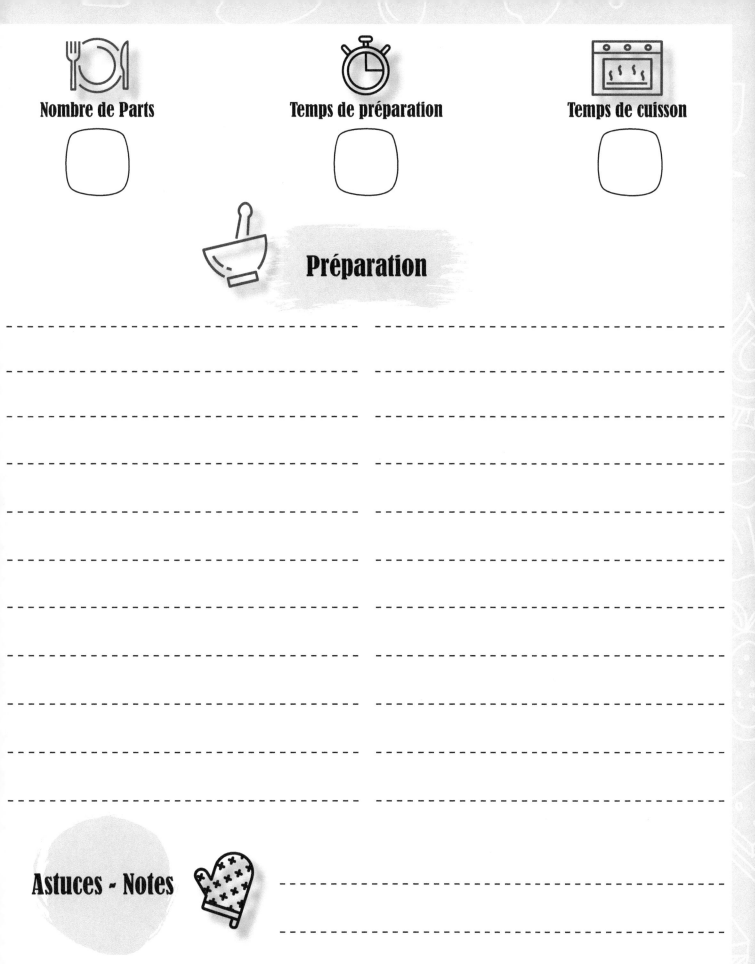

Préparation

Astuces - Notes

Nom de la Recette

☆ ☆ ☆ ☆ ☆

Difficulté

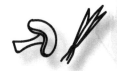 **Ingrédients**

○ -   ○ -

○ -   ○ -

○ -   ○ -

○ -   ○ -

○ -   ○ -

○ -   ○ -

Nombre de Parts

Temps de préparation

Temps de cuisson

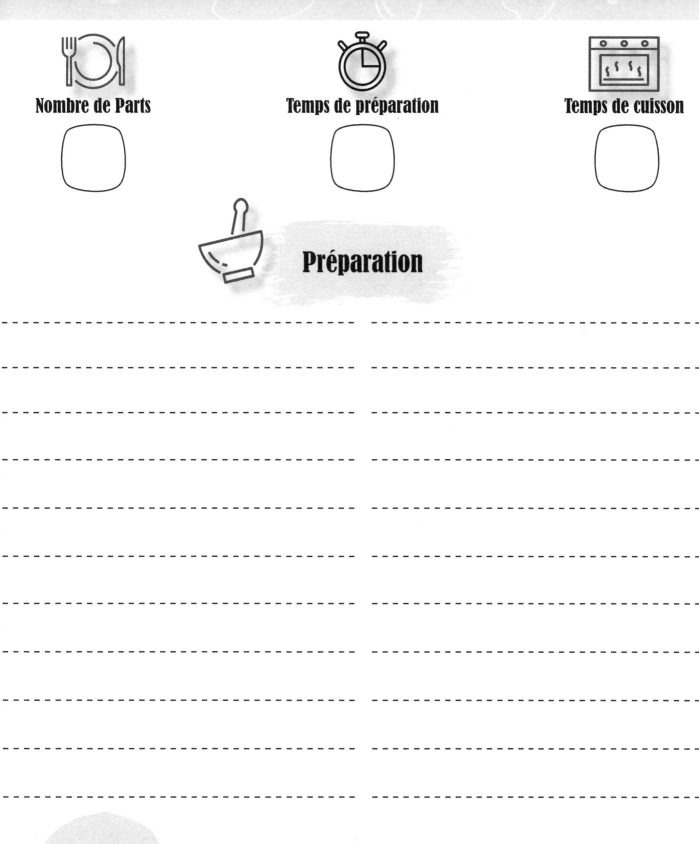

Préparation

Astuces - Notes

Nom de la Recette

☆ ☆ ☆ ☆ ☆

Difficulté

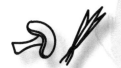 **Ingrédients**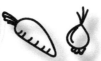

○ -- ○ --

○ -- ○ --

○ -- ○ --

○ -- ○ --

○ -- ○ --

○ -- ○ --

Nombre de Parts

Temps de préparation

Temps de cuisson

Préparation

Astuces - Notes

Nom de la Recette

☆ ☆ ☆ ☆ ☆
Difficulté

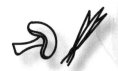 **Ingrédients**

◯ ------------------------------------   ◯ ------------------------------------

◯ ------------------------------------   ◯ ------------------------------------

◯ ------------------------------------   ◯ ------------------------------------

◯ ------------------------------------   ◯ ------------------------------------

◯ ------------------------------------   ◯ ------------------------------------

◯ ------------------------------------   ◯ ------------------------------------

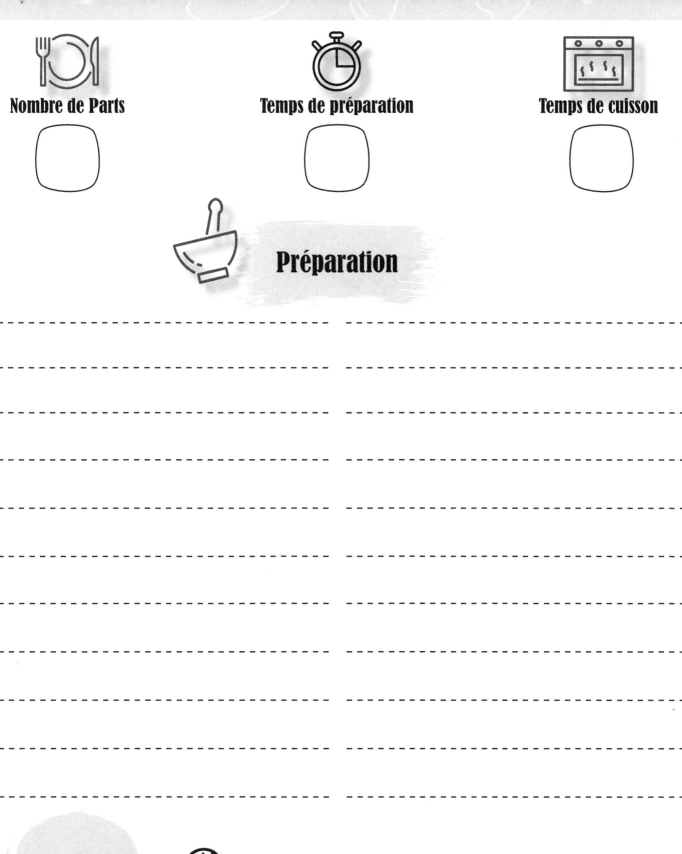

Nombre de Parts

Temps de préparation

Temps de cuisson

Préparation

Astuces - Notes

Nom de la Recette

☆ ☆ ☆ ☆ ☆
Difficulté

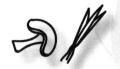 **Ingrédients**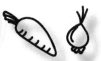

○ -------------------------------- ○ --------------------------------

○ -------------------------------- ○ --------------------------------

○ -------------------------------- ○ --------------------------------

○ -------------------------------- ○ --------------------------------

○ -------------------------------- ○ --------------------------------

○ -------------------------------- ○ --------------------------------

Nombre de Parts

Temps de préparation

Temps de cuisson

Préparation

Astuces - Notes

Nom de la Recette

☆ ☆ ☆ ☆ ☆

Difficulté

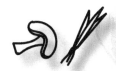 **Ingrédients**

○ ------------------------------   ○ ------------------------------

○ ------------------------------   ○ ------------------------------

○ ------------------------------   ○ ------------------------------

○ ------------------------------   ○ ------------------------------

○ ------------------------------   ○ ------------------------------

○ ------------------------------   ○ ------------------------------

Nombre de Parts

Temps de préparation

Temps de cuisson

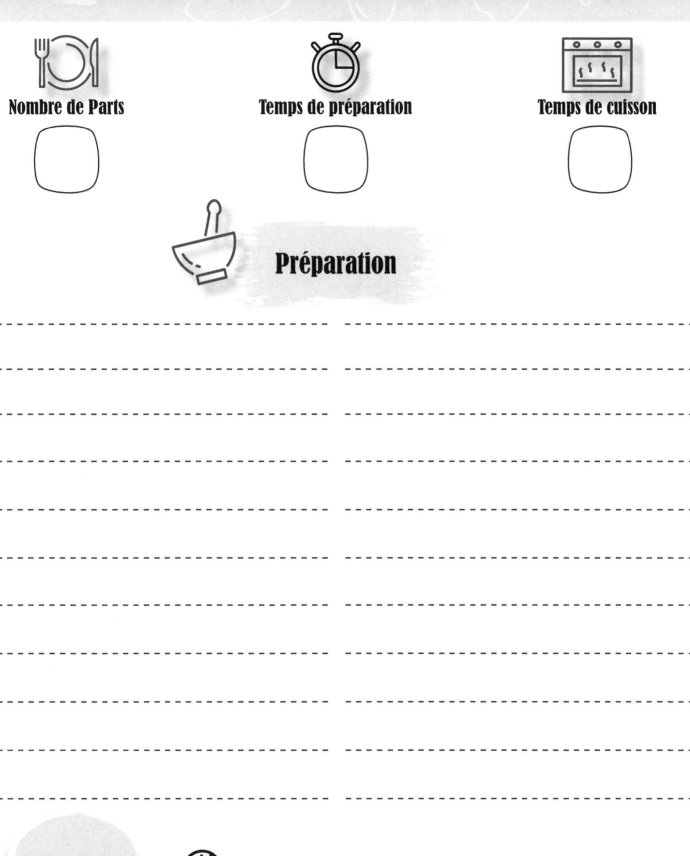

Préparation

Astuces - Notes

Nom de la Recette

☆ ☆ ☆ ☆ ☆

Difficulté

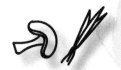 **Ingrédients**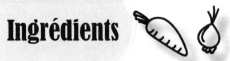

○ ---------------------------------- ○ ----------------------------------

○ ---------------------------------- ○ ----------------------------------

○ ---------------------------------- ○ ----------------------------------

○ ---------------------------------- ○ ----------------------------------

○ ---------------------------------- ○ ----------------------------------

○ ---------------------------------- ○ ----------------------------------

Nombre de Parts

Temps de préparation

Temps de cuisson

Préparation

Astuces - Notes

Nom de la Recette

☆ ☆ ☆ ☆ ☆

Difficulté

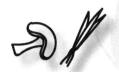 **Ingrédients**

○ ---------------------------------   ○ ---------------------------------

○ ---------------------------------   ○ ---------------------------------

○ ---------------------------------   ○ ---------------------------------

○ ---------------------------------   ○ ---------------------------------

○ ---------------------------------   ○ ---------------------------------

○ ---------------------------------   ○ ---------------------------------

Nombre de Parts

Temps de préparation

Temps de cuisson

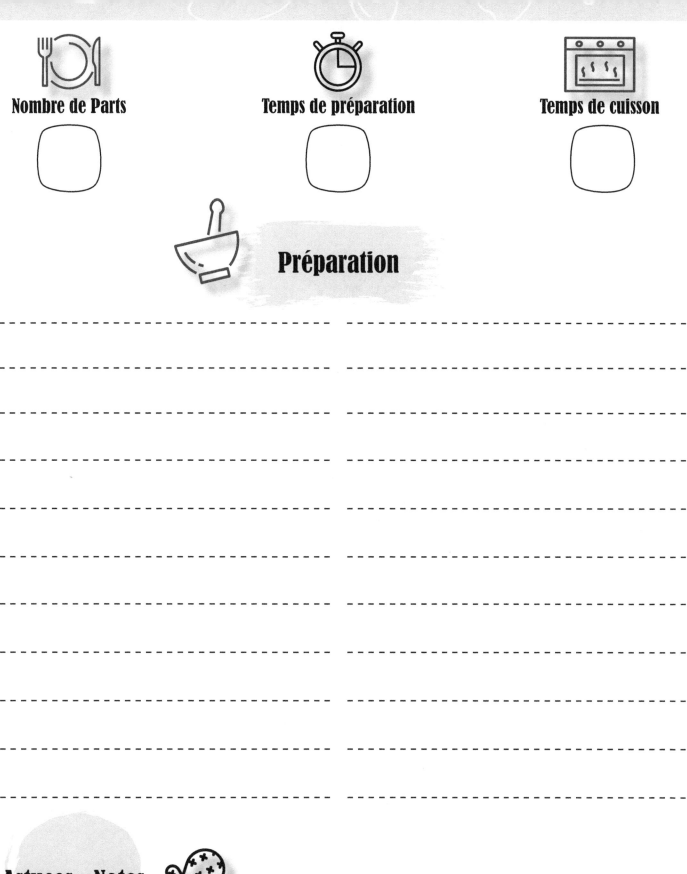

Préparation

Astuces - Notes

Nom de la Recette

☆ ☆ ☆ ☆ ☆

Difficulté

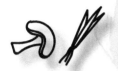 **Ingrédients**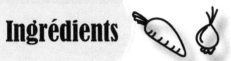

○ -------------------------------- ○ --------------------------------

○ -------------------------------- ○ --------------------------------

○ -------------------------------- ○ --------------------------------

○ -------------------------------- ○ --------------------------------

○ -------------------------------- ○ --------------------------------

○ -------------------------------- ○ --------------------------------

Nombre de Parts

Temps de préparation

Temps de cuisson

Préparation

Astuces - Notes

Nom de la Recette

☆ ☆ ☆ ☆ ☆

Difficulté

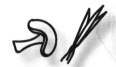 **Ingrédients**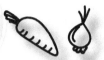

○ -------------------------------- ○ --------------------------------

○ -------------------------------- ○ --------------------------------

○ -------------------------------- ○ --------------------------------

○ -------------------------------- ○ --------------------------------

○ -------------------------------- ○ --------------------------------

○ -------------------------------- ○ --------------------------------

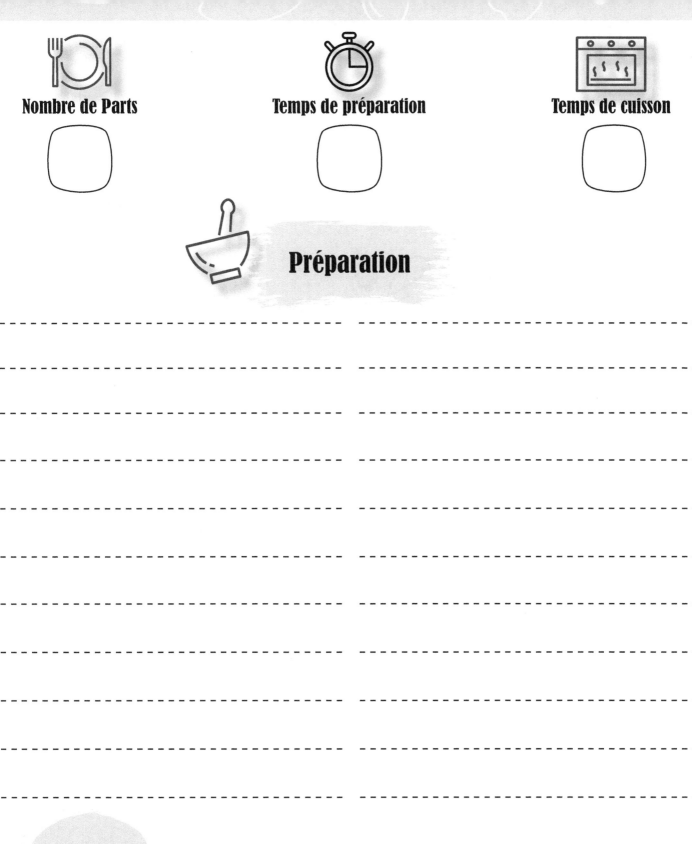

Nombre de Parts

Temps de préparation

Temps de cuisson

Préparation

Astuces - Notes

Nom de la Recette

☆ ☆ ☆ ☆ ☆

Difficulté

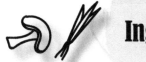 **Ingrédients**

○ ---------------------------------- ○ ----------------------------------

○ ---------------------------------- ○ ----------------------------------

○ ---------------------------------- ○ ----------------------------------

○ ---------------------------------- ○ ----------------------------------

○ ---------------------------------- ○ ----------------------------------

○ ---------------------------------- ○ ----------------------------------

Nombre de Parts

Temps de préparation

Temps de cuisson

Préparation

Astuces - Notes

Nom de la Recette

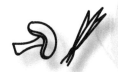 **Ingrédients**

○ -------------------------------------- ○ --------------------------------------

○ -------------------------------------- ○ --------------------------------------

○ -------------------------------------- ○ --------------------------------------

○ -------------------------------------- ○ --------------------------------------

○ -------------------------------------- ○ --------------------------------------

○ -------------------------------------- ○ --------------------------------------

Nombre de Parts

Temps de préparation

Temps de cuisson

Préparation

Astuces - Notes

Nom de la Recette

☆ ☆ ☆ ☆ ☆
Difficulté

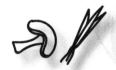 **Ingrédients**

○ ------------------------------------- ○ -------------------------------------

○ ------------------------------------- ○ -------------------------------------

○ ------------------------------------- ○ -------------------------------------

○ ------------------------------------- ○ -------------------------------------

○ ------------------------------------- ○ -------------------------------------

○ ------------------------------------- ○ -------------------------------------

Nombre de Parts

Temps de préparation

Temps de cuisson

Préparation

Astuces - Notes

Nom de la Recette

☆ ☆ ☆ ☆ ☆

Difficulté

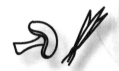 **Ingrédients**

○ ------------------------------ ○ ------------------------------

○ ------------------------------ ○ ------------------------------

○ ------------------------------ ○ ------------------------------

○ ------------------------------ ○ ------------------------------

○ ------------------------------ ○ ------------------------------

○ ------------------------------ ○ ------------------------------

Nombre de Parts

Temps de préparation

Temps de cuisson

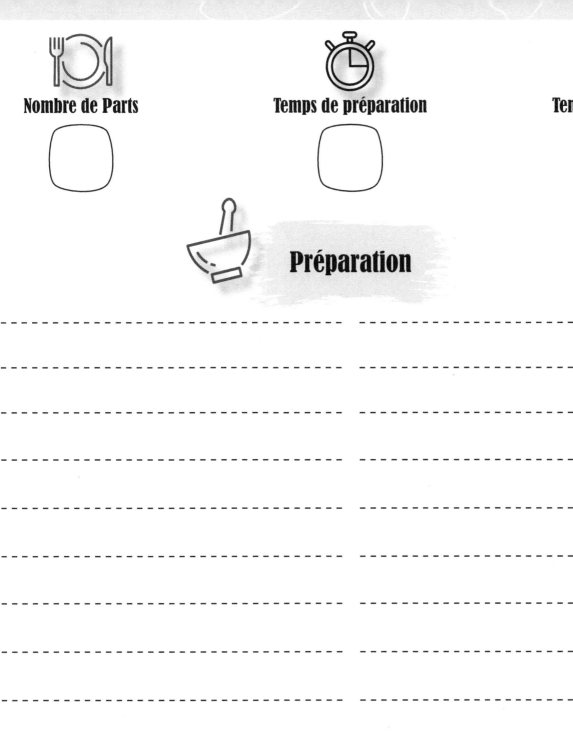

Préparation

Astuces - Notes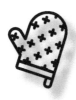

Printed in France by Amazon
Brétigny-sur-Orge, FR

17718987R00071